汉竹编著·亲亲乐读系列

孩子趣味护眼书：
揭秘眼睛

赵通 主编

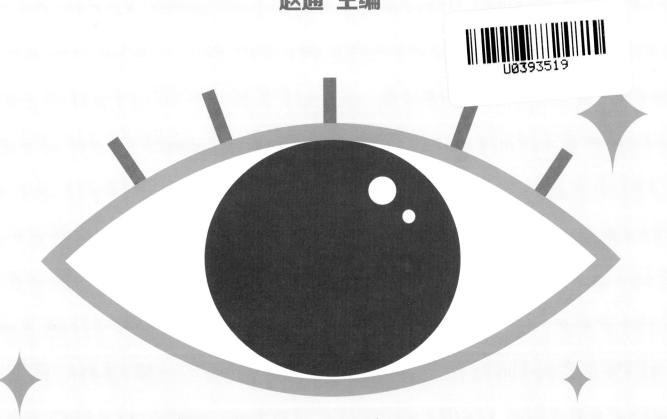

江苏凤凰科学技术出版社·南京

图书在版编目（CIP）数据

孩子趣味护眼书：揭秘眼睛 / 赵通主编 . — 南京：江苏凤凰科学技术出版社 , 2023.8
ISBN 978-7-5713-3559-5

Ⅰ . ①孩… Ⅱ . ①赵… Ⅲ . ①眼 - 保健 - 儿童读物Ⅳ . ① R77-49

中国国家版本馆 CIP 数据核字 (2023) 第 086641 号

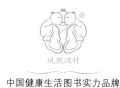

中国健康生活图书实力品牌

孩子趣味护眼书：揭秘眼睛

主　　　编	赵　通
全 书 设 计	汉　竹
责 任 编 辑	刘玉锋
特 邀 编 辑	张　瑜　郭　搏　肖华清　宋　芮
责 任 校 对	仲　敏
责 任 监 制	刘文洋

出 版 发 行	江苏凤凰科学技术出版社
出版社地址	南京市湖南路 1 号 A 楼，邮编：210009
出版社网址	http://www.pspress.cn
印　　　刷	南京互腾纸制品有限公司

开　　　本	889 mm × 1 194 mm　1/16
印　　　张	4
字　　　数	80 000
版　　　次	2023 年 8 月第 1 版
印　　　次	2023 年 8 月第 1 次印刷

标 准 书 号	ISBN　978-7-5713-3559-5
定　　　价	26.00 元

图书如有印装质量问题，可向我社印务部调换。

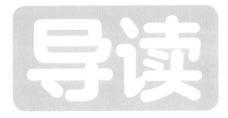

你知道眼睛的构造和工作原理吗?

手机"护眼模式"能不能保护眼睛?

孩子近视了不戴眼镜行不行?

……

眼睛的健康是每个孩子和父母都很关注的问题。一双健康明亮的眼睛,对孩子的生活、学习至关重要。想要守护孩子明亮的"视"界,就要引导孩子从小树立自主护眼的意识,让孩子认识到保护眼睛的重要性,从而养成良好的用眼习惯。

本书不仅介绍了护眼方法、护眼饮食,还纠正了不少护眼知识误区,同时解答了很多父母和孩子关心的近视和配镜问题,简单易懂,实用性强。

希望父母和孩子们认真阅读本书,更希望父母和孩子们将本书的内容付诸实践,让孩子拥有一双健康明亮的眼睛。

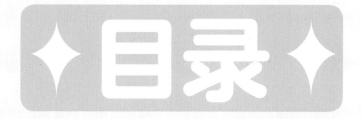

◆目录◆

第三章 近视了怎么办

谣

谣

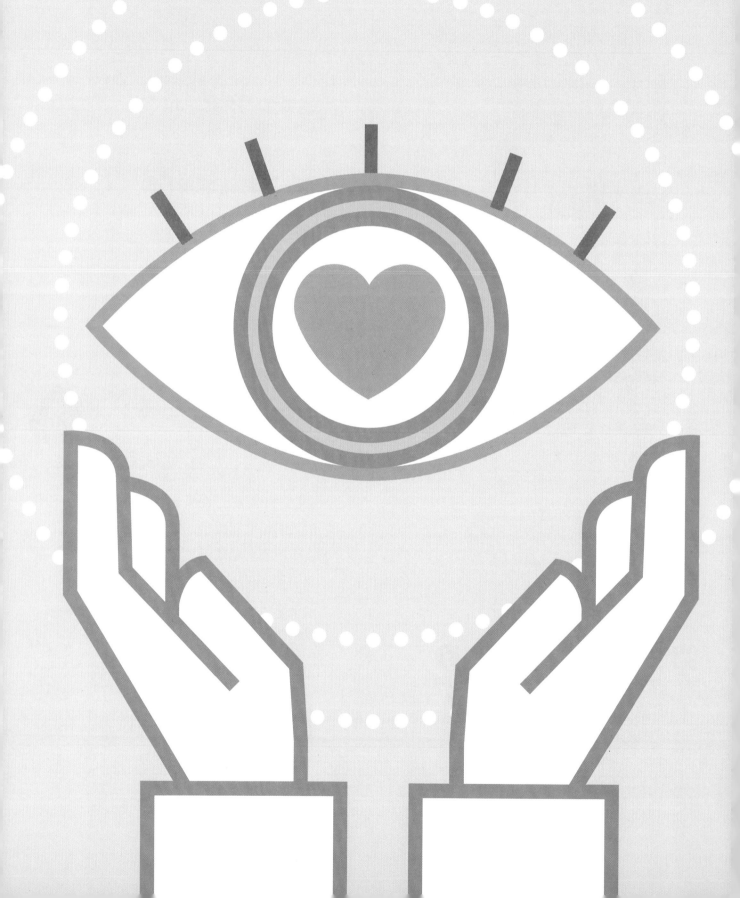

第一章
认识我们的眼睛

眼睛是心灵的窗户，也是人体中最精密、结构最复杂的器官之一。在各种感觉器官中，眼睛对人而言是非常重要的。通常情况下，人类从外界获得的信息，80%以上来自眼睛。那么，关于眼睛的知识，你了解多少呢？下面就来认识一下我们的眼睛吧。

这就是眼睛

了解眼球的构造

　　眼球是眼睛的重要组成部分。人的眼球近似于球体，位于眼眶内。眼球前后直径虽然平均只有 24 毫米，却有着非常精密的构造。眼球不同的部位有着不同的功能。

①视网膜

　　视网膜为眼球壁的内层，呈橘红色透明薄膜状，能感受到光刺激。视网膜就像一架照相机里的感光底片，专门负责感光成像。我们在看东西的时候，物体的影像通过屈光系统落在视网膜上，视网膜再将影像信号反馈给大脑。一旦视网膜出现任何问题，我们的视力就会受到影响，甚至致盲。

②巩膜

　　巩膜是眼球壁的最外一层，即俗称的"白眼球"。巩膜质地坚韧，不透明，呈瓷白色，对眼球具有保护作用。健康的巩膜具有一定的弹性，当受到某些先天或后天因素的影响时，巩膜会出现异常和代谢紊乱的情况，从而失去弹性，导致多种眼部疾病出现。

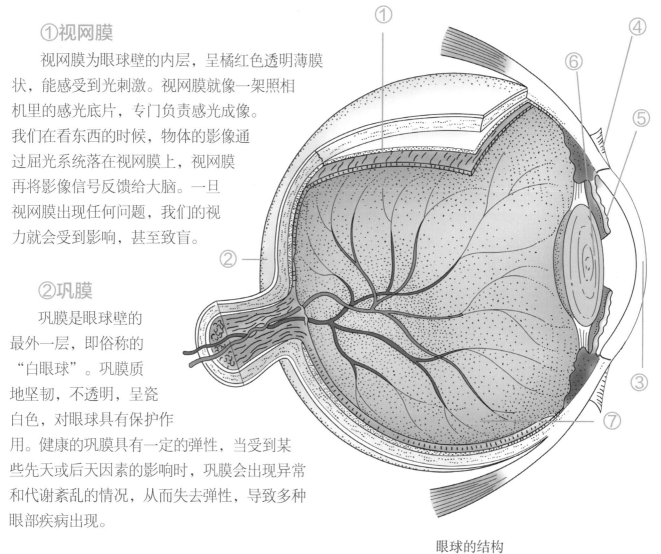

眼球的结构

③角膜

　　角膜呈薄膜样，结构为横椭圆形。角膜中富含神经末梢，当有外物接触角膜时，眼睑会不由自主地闭合，以此来保护眼睛。由于角膜中没有血管，所以健康的角膜是透明的。

　　如果把眼睛比作相机，角膜就是相机的镜头，眼睑和眼泪都是保护"镜头"的装置。当我们眨眼的时候，就有眼泪在眼角膜的表面蒙上一层薄薄的泪膜，来保护"镜头"。角膜可从泪液中获取营养，如果眼泪无法提供足够的营养成分，角膜就会变得干燥，透明度也会降低。角膜还可以通过空气来获取氧气，所以有时候人们睡觉醒来，会觉得眼睛有些干涩。

④结膜

结膜根据位置不同，大致可分为三类：

一是衬在眼睑内侧的部分，被称为睑结膜；

二是覆于巩膜之上的部分，被称为球结膜；

三是睑结膜与眼球结膜间的皱褶部分，被称为穹窿结膜。

眼睑闭合时，由结膜围成的空间被称为"结膜囊"，结膜囊有保护眼球和便于眼球移动的作用。

⑤虹膜

虹膜位于角膜和晶状体之间，俗称"黑眼球"。虹膜中含色素，且因色素含量高低而呈现不同颜色，如黑色、棕色、蓝色等。人类眼睛的虹膜与指纹一样具有生物识别的唯一性，故其可以用于身份的识别。

⑥晶状体

晶状体呈双凸透镜状，具有很好的弹性，无色透明，不含血管和神经。晶状体可以在睫状肌的帮助下调整焦距。当远眺的时候，晶状体比较扁平。相反，如果看近处的物体，晶状体就会变凸。这样一来，不管是远处还是近处的物体我们都能看得很清楚。当晶状体缺乏营养或机能减退时，原本透明的质地会变成乳白色，其弹性也会减弱，这就是我们常说的"白内障"。随着年龄的增长，晶状体和眼内睫状肌也会发生一系列老化性改变，从而影响视力。看近物时，即使睫状肌努力调节，晶状体也无法有效变凸，从而使我们看到的物体影像不能清晰地落在视网膜上，这也就是我们常说的"老花眼"现象。

⑦玻璃体

玻璃体可不是用玻璃做的，它是一种近似于无色透明、无血管的胶状物质。玻璃体位于晶状体后面一个大的空腔内，填充在晶状体和视网膜之间。它的主要成分是水，当玻璃体发生轻度浑浊时，眼前就如同有蚊虫飞舞一样，严重时会出现闪光感及视力被遮挡等现象。若出现上述情况，应该及时就医。

眼睛的"视力银行"

眼睛就像一件精密的仪器，光线经过角膜等部位的弯曲折射，最终在视网膜上形成影像。当光线聚焦在视网膜后面时，称之为远视眼；当光线正好聚焦在视网膜上时，称之为正视眼；当光线聚焦在视网膜前面时，称之为近视眼。

大多数孩子出生时，视力呈现远视的状态，眼轴长度比较短。这种生理性的远视被称为远视储备，也就是俗称的"视力银行"。不过，随着孩子生长发育，眼轴会不断增长，远视储备也会不断地被消耗。

每个孩子在不同的年龄段有不同的远视储备值，一旦远视储备被消耗完，就进入了近视的高发期。

近视：眼科第一大烦恼

随着现代社会的发展，人们的用眼负担日益加重，近视已在全球范围内"流行"，且呈越来越低龄化的趋势。近视的发生与人们缺少户外活动以及接触电子产品越来越频繁有关。眼部长期处于疲劳状态，就容易发生病变。这种状况对于儿童和青少年来说尤为严峻。

近视越来越低龄化

世界卫生组织的一项研究报告显示，中国已经成为世界第一近视大国。与国际上的近视情况相比，我国近视发病率呈发病年龄低、进展快、程度深的趋势。近视不仅给我们的学习、工作、生活带来不便，严重的近视问题还会引发一系列并发症，甚至会成为致盲的"定时炸弹"。

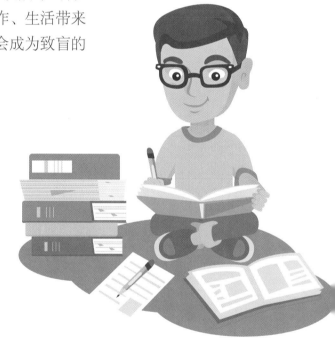

有研究指出，随着近视低龄化带来的病程延长，近视人群中高度近视的比例将会增大。高度近视会导致各类眼底病变的发生，对眼睛造成严重的永久性功能损害。近视的早发和高度近视高发不仅会危及当代人的身体健康，而且也会对我国国民未来的身体健康水平产生负面影响。

近视防控已不仅是单纯的医学问题，它已经上升为社会问题。因此，很多专家呼吁，全社会都要行动起来，共同呵护好孩子们的眼睛。

近视给孩子带来的影响

学业负担繁重、户外活动减少、电子产品依赖、错误的用眼习惯等，是儿童和青少年近视患病率逐年上升的重要原因。近视一旦发生是不可逆转的，对学习、生活、未来职业的选择等都有一定影响，因此父母们一定要引起足够的重视。

▌影响一：视力下降

近视会导致视物模糊。孩子近视以后，眼睛容易疲劳，在光线较暗的环境中适应能力也会降低，对比敏感度也会下降。因此，许多近视的孩子不仅白天会感觉视力不济，夜间的视物能力也会明显降低。

▌影响二：成绩容易下降

孩子近视以后，会出现看不清黑板和注意力难以集中的情况，学习成绩也会下滑，所以父母一定要密切关注孩子的视力情况，及时干预。

▌影响三：安全隐患增加

眼睛近视以后，需要随时佩戴眼镜，在生活上会存在很多不方便的情况。由于孩子活泼好动，眼镜若使用不当，有可能会伤到孩子。

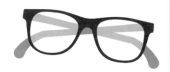

▌影响四：心理压力大

有的孩子比较敏感，怕戴眼镜不好看，被同学嘲笑；也有的孩子担心戴眼镜后近视度数会持续增长。这些情况对孩子的自信心和人际交往都会造成影响。

▌影响五：增加患高度近视的风险

过早发生近视，未来出现高度近视的可能性就大大增加，而高度近视又会增加致盲风险。调查发现，600度以上的高度近视人群，发生视网膜脱落、白内障、青光眼、黄斑变性等眼部疾病的风险比普通人高很多。而这些问题通过戴眼镜或者手术都不能得到解决。

▌影响六：影响长大后的职业选择

有些特殊的行业或职业对视力的要求比较严格。如果只是因为视力不达标而与之失之交臂，对孩子来说，是莫大的遗憾。值得注意的是，近视手术不是万全之策，提早干预，防止近视才是上策。

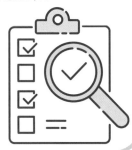

近视具有一定的遗传倾向，重度近视遗传概率更高。但孩子是否近视，更多地取决于后天的用眼情况。长时间过度用眼，或者用眼习惯不正确等都是导致孩子近视的主要因素。

谣言 父母患有近视，孩子必遗传

关于视力的谣言

孩子如果老爱眨眼，父母一定要重视起来。如果是心理因素引起的眨眼，父母在医生的指导下予以正确引导后大多会有所好转。但如果是疾病原因引起的眨眼，应及时就医，根据具体原因进行治疗。

谣言 孩子爱眨眼不用管，长大后会自然好

视力只是衡量眼睛是否健康的标准之一，并不是唯一的标准。也就是说，有时即使视力达标，眼睛也可能存在其他健康问题。眼睛的健康指标主要包括良好的视力、对比敏感度、色觉、视野、双眼视功能等，而视力检查仅仅是最基础的检查项目之一。

谣言 视力好＝眼睛健康

"老花眼"是每个人都无法避免的生理现象。只不过近视人群的"老花"症状可能会出现得晚一些，佩戴老花镜的度数也可能会相对低一些。但"老花"症状明显后，大多近视的人需要看远处时戴一副近视镜，看近处时换一副老花镜，非常麻烦。

谣言 年轻时近视，老了就不会"老花"

一般来说，成年后，近视度数会相对稳定。但如果长时间高强度、近距离用眼，或者患有病理性近视，近视的度数仍有增长的可能。

谣言 18岁之后，近视的度数不再增长

假性近视如果得不到及时控制，任其发展，可能会导致真性近视的发生。一旦发生假性近视应该尽早进行矫正治疗，不要错过最佳的治疗时机，以免其发展成真性近视。

谣言 假性近视不需要治疗，多休息就会好

如果出现视物不清、视力下降等情况并不一定是近视了，弱视和散光等眼部问题也会出现相同的症状。如果出现视力不好的情况，应该先到医院进行检查，找出视力不好的原因。

谣言 视力不好，一定是近视了

闪光灯属于冷光源，它持续的时间很短，几乎是一闪而过的。这种光对于正常人包括孩子有可能会造成一些不适，但大多是一过性的。我们在看到闪光灯后可能会感觉眼前忽然暗掉一片，但这种感觉大多是短暂性的，造成眼睛损伤的可能性非常小。

谣言 相机闪光灯会损伤孩子的眼睛

孩子斜着眼睛看东西不一定是斜视，也有很大的可能是和个人的用眼习惯和两眼视力差距较大有关系。所以，如果想要确定孩子是否斜视，最好到医院的眼科做一下检查。

谣言 斜着眼睛看东西就是斜视

弱视不仅要治疗，而且要早治疗。一般而言，12 岁之前是治疗弱视的最佳时机，年龄越小，治疗效果越好，随着年龄的增长，治疗难度也会增加。千万不要相信"弱视等长大以后就会慢慢变好"的说法，延误诊治时机，将会给孩子留下终身遗憾。

谣言 弱视不用治疗，长大就会好

视力检测并不能作为判断近视的标准。视力检测时，如果孩子眯着眼睛或身子前倾看视力表，或者检测人员操作不规范等，都会影响检测的结果。孩子是否近视，需要到医院进行专业的验光后才能确定。

谣言 视力检测正常，就不是近视

散瞳验光能更加真实地反映眼睛的屈光度数。散瞳是 16 岁以下青少年验光前必不可少的步骤。只要孩子符合散瞳的指征，就可以进行散瞳验光。正规医院的散瞳验光不会对眼睛造成损害。

谣言 散瞳验光对眼睛有害

沙眼并不是因眼睛里进沙子引起的，而是由沙眼衣原体所致的传染性结膜角膜炎，是可能致盲的一种眼部疾病。因患病后睑结膜粗糙不平，形似沙粒，所以称为沙眼。

谣言 沙眼是眼睛进沙子引起的

我们经常会听到这样一句话："十个琴童九个近视！"其实，孩子练钢琴与近视之间并没有必然的联系，真正的"元凶"是孩子练钢琴过程中错误的用眼习惯！比如长时间盯着蝌蚪大小的音符以及弹琴时环境光线过暗等，很容易导致视疲劳，久而久之就容易患上近视。

谣言 练钢琴会导致近视

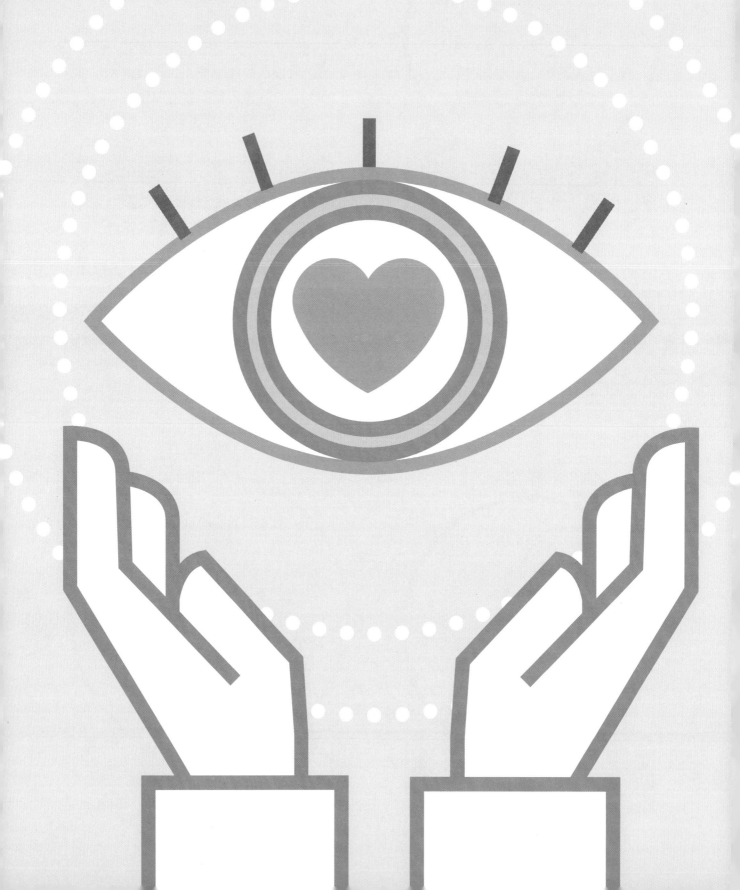

第二章
这样做，视力好

　　我们的视力好坏除了受先天因素的影响外，大多与后天的用眼习惯有关。专家指出，只有少数人的近视是遗传造成的，而多数人的近视都是后天因素导致的。只有改变我们不良的用眼习惯，从小爱护我们的眼睛，才能拥有更好的视力。

养成正确的用眼习惯

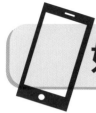

如何正确使用电子产品

现代生活中，我们接触电子产品的机会很多。电子产品似乎已经成为我们生活中的必需品。孩子过多、过早地接触电子产品正成为父母们越来越担心的问题。那么电子产品对眼睛造成的危害有多大？我们又该如何合理地使用电子产品呢？

　　长时间使用电子产品会导致眼部肌肉过于紧张和疲劳，从而引起眼部胀痛或假性近视，如果不加以控制，就会发展成真性近视。孩子使用电子产品时，注意力大多会异常集中，长时间降低眨眼频率，还可能会引发眼部干涩等问题。

合理使用电子产品

电子产品不能完全不用，也不能放任孩子使用，关键在"适度"。

1 避免长时间使用电子产品。建议使用电子产品遵循"20-20-20"护眼法则，就是近距离用眼20分钟后，休息20秒，向20英尺（约6米）以外的景物眺望，这套护眼法能够有效缓解眼睛的疲劳。

2 使用电子产品30~40分钟后，应该休息或远眺10分钟。

3 不在吃饭、躺卧的时候使用电子产品。

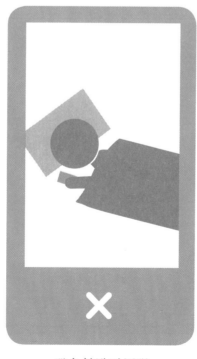

避免躺卧时用眼

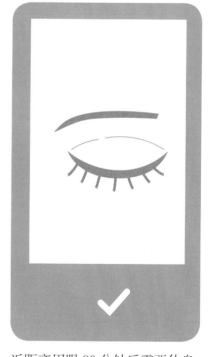

近距离用眼20分钟后需要休息

读书写字的正确姿势

很多孩子喜欢躺着或趴着看书，坐在桌前写字的时候也是松松垮垮、东倒西歪的，不少孩子觉得这样的姿势很舒服。殊不知这些"舒服"的姿势不仅会对骨骼的发育产生不良影响，对眼睛也是很不利的。

俗话说"练字先练姿"，良好的书写姿势不仅有助于培养和提升我们的专注力和自控力，还能有效预防近视、减轻身体疲劳、防止脊柱变形，进而帮助我们维持良好的体态。

读书写字，姿势要正确

读书写字的正确姿势如下：

1 写字姿势要遵循"三个一"原则，即眼离书本一尺（33 厘米左右），胸离书桌一拳，手离笔尖一寸（3 厘米左右）。

2 写字时要做到"头正、肩平、身直、足安"。
·头正：看书写字时头部应该保持端正、微低。身体不左右倾斜，头微向前倾，下巴稍向内收，眼睛离书本约 33 厘米。
·肩平：两肩齐平，两臂自然展开，右手执笔，左手按本（左利手左手执笔，右手按书本），动作不要太僵硬。
·身直：胸背挺直，胸口距桌沿一拳距离。
·足安：两脚自然平放在地上，两脚距离与肩同宽，小腿与地面垂直。

不要歪歪扭扭

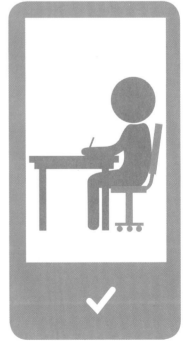

保持身体挺直

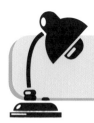

照明有大讲究

照明环境与眼睛的健康息息相关，如果长时间在不良的照明环境下学习，会严重影响孩子的视力发育。

　　在昏暗的环境中，人的瞳孔会散大，使进入眼内的光线增多。为了看清物体，眼睛的睫状肌就会加强收缩以增加屈光度。时间一久，睫状肌就会因疲劳而产生痉挛，造成视物模糊、眼胀、眼痛、头痛等症状。这些症状如果不能及时得到缓解，眼球的直径就会慢慢变长，发展成近视。

　　在光线较强的环境中，瞳孔会自然缩小，使进入眼内的光线减少。人长时间在强光下视物，瞳孔持续缩小，也会引起视疲劳。此外，光线过强，视网膜也会受到刺激，从而导致视力减退，且难以恢复。

读写台灯如何选择

作为父母，应该如何选择适合孩子的读写台灯呢？首先要排除"三无"产品，选择有产品合格证、安全证书和国家强制性认证安全标识的产品。还要注意以下几点：

1 读写台灯不能有可视频闪，光线分布要均匀、柔和。

2 读写台灯应采用透镜散光技术并加装灯罩，灯泡不应外露，防止眩光。

3 读写台灯要有高显色指数和合适的色温。显色指数应在 82 以上（如用于绘画应选择显色指数在 90 以上的台灯），色温应小于 4000 开。

避免灯光直射眼部

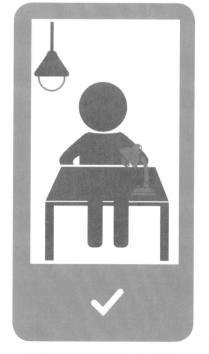

读写台灯放在主力手对侧

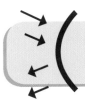

紫外线不可不防

太阳光中除了可见光外，还有肉眼看不见的红外线和紫外线。其中紫外线对人体的眼睛、皮肤伤害较大，因此长时间暴露在阳光下会对视力造成损伤。日常一定要注意保护眼睛免受紫外线的伤害。

紫外线虽然可以杀菌消毒，但是也会对人的眼睛造成很大伤害。角膜、晶状体是较易受伤害的部位。紫外线会导致日光性角膜炎、角膜内皮损伤和日光性白内障。紫外线对眼睛造成的伤害具有积累性，也就是说，有时紫外线对眼睛的伤害可能暂时不明显，但是日积月累就有可能产生严重后果。

给眼睛多一层保护

如何为我们的眼睛多加一层保护，避免紫外线的伤害呢？我们要做到以下几点：

1 避开阳光强烈的时间外出。建议在上午 10 点以前和下午 4 点以后进行户外活动。

2 外出时佩戴帽檐较大的帽子，这样能有效避免紫外线直接照射眼睛。

3 佩戴防紫外线的太阳镜，镜片颜色以灰色、茶褐色及墨绿色为佳。购买太阳镜时一定要去质量有保证的售卖处。

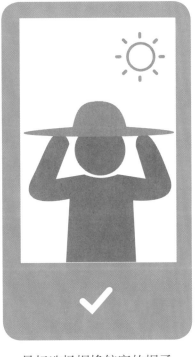

最好选择帽檐较宽的帽子

打遮阳伞也是不错的选择

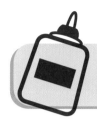

眼药水，不滥用

很多人眼睛干涩、疲劳时，或者看电脑时间长了喜欢滴点眼药水，会感觉舒服很多。虽然眼药水对于某些眼部不适有一定的缓解作用，但是长时间使用可能会给眼睛带来严重的危害。

　　多数眼药水中含有防腐剂等化学成分，如果长时间无节制地使用眼药水不仅会对角膜上皮产生损害，还可能会造成眼部感染，影响角膜、结膜细胞正常的新陈代谢，甚至让我们的眼睛出现视物模糊的症状。此外，长期使用眼药水，眼睛可能会产生依赖性，一旦停用，眼睛会感觉干涩难受。

眼药水，怎么用

如果眼睛不舒服，医生给开了眼药水，我们要学会正确使用。使用眼药水，应注意以下几点：

1 滴眼药水之前，双手要保持清洁，手指不能碰到瓶嘴，滴的时候瓶嘴不要离眼睛太近。

2 不要过量使用，一般滴1滴就够。

3 滴眼药水的时候，一只手拨开下眼睑，另一只手拿眼药水在离眼睛3~5厘米处，将眼药水滴于下眼睑的结膜囊内（即眼皮与眼白交界处）即可。

4 使用眼药水时应严格核对药名和有效期，尤其要注意眼药水在开瓶后的保质期。

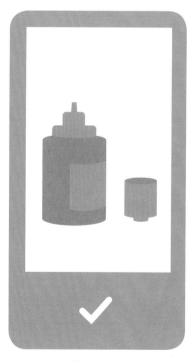

打开眼药水瓶后，瓶盖朝上放置

滴完眼药水，闭目休息2分钟

定期检查视力，佩戴合适的眼镜

处于身体发育高峰期的孩子，其视力发育也同样处于关键期。一些眼病如果没有及时发现、治疗，就可能会造成终身的遗憾。定期的视力检测，是尽早发现眼病的重要和有效手段，也是诊断眼病的第一道关口。

一般儿童及青少年应每隔 3~6 个月进行一次视力检测，一旦发现有近视趋势，就要及时纠正错误的用眼习惯。已经患了近视的儿童及青少年，更应该定期检查视力，及时更换度数合适的眼镜。

视力检查很重要

1 每 3~6 个月要检查一次视力。发现视力下降时，不要盲目地到眼镜店配镜，要尽快到医院眼科做进一步的检查。

2 已经患了近视的孩子，要定期到医院验光，及时更换眼镜。而且配镜时不要追求过高的矫正视力，矫正视力达到 5.0 即可。

3 不要互相借戴眼镜。每个人的屈光度数、瞳孔距离不相同，互相借戴眼镜会出现视疲劳等症状，导致视力进一步减退，有害无益。

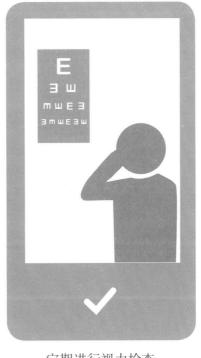

定期进行视力检查

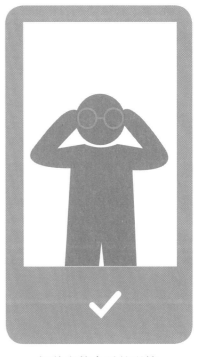

佩戴度数合适的眼镜

眼睛也需要运动

 ## 超有效的眼球运动操

眼球运动操最大的好处是让眼球运动起来，从而加速眼球周围肌肉的血液循环，达到缓解视疲劳的作用。

眼球运动操步骤

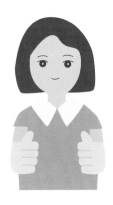

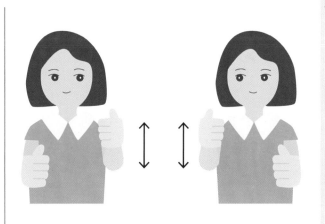

第一步：
头部不动，两只手臂伸直并抬平，双手大拇指竖起，眼睛注视正前方的手指。

第二步：
保持头部不动，手指上下运动，眼球随手指运动。

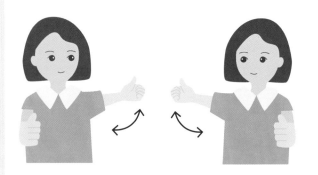

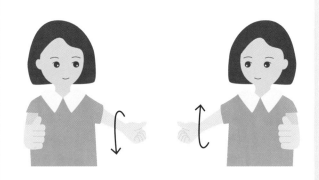

第三步：
保持头部不动，手指从里往外做往返运动，眼球随手指运动。

第四步：
保持头部不动，手指在身前做画圈运动，眼球随手指运动。

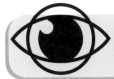 # 每天做两次眼保健操

现代眼保健操的设计参考了中医的经络理论及穴位按摩手法，通过对眼睛周围穴位的刺激，可以增强眼眶的血液循环、改善视神经的营养、消除眼内的过度充血，达到缓解视疲劳的目的。

在做眼保健操的过程中，一般都是闭目养神的状态，这就相当于让眼睛进行了短时间的休息，对眼睛的好处很大。

完整动作示范

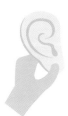 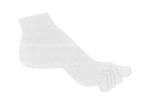

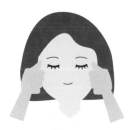 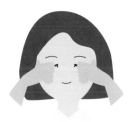

第一节：按揉耳垂"眼穴"，脚趾抓地

双手大拇指和食指的螺纹面捏住耳垂正中间的"眼穴"，其余三指自然并拢弯曲。随音乐口令，用大拇指和食指有节奏地揉捏穴位。双脚脚趾同时做抓地动作。每拍一次，做四个八拍。

第二节：按揉太阳穴，刮上眼眶

双手大拇指的螺纹面分别按在两侧太阳穴上，其余手指自然放松、弯曲。伴随音乐口令，先用大拇指按揉太阳穴，每拍一圈，揉四圈。然后大拇指不动，用双手食指的第二个关节内侧，稍加用力从眉头刮至眉梢，两个节拍刮一次，连刮两次。如此交替，做四个八拍。

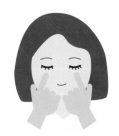 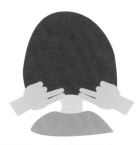 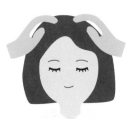

第三节：按揉四白穴

双手食指螺纹面分别按在两侧四白穴上，大拇指抵在下颌凹陷处，其余手指自然放松、弯曲，随着音乐口令有节奏地按揉穴位。每拍一圈，做四个八拍。

第四节：按揉风池穴

双手食指和中指的螺纹面分别按在两侧风池穴上，其余三指自然放松、弯曲。随音乐口令有节奏地按揉穴位。每拍一圈，做四个八拍。

第五节：按头部督脉穴

双手弯曲按压在头部督脉穴上。从前往后，手指放松。随着音乐口令每拍按揉一次，做四个八拍。

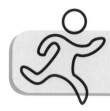

加强体育锻炼，健身又护眼

众所周知，体育锻炼对促进儿童和青少年生长发育、培养健美体态、提升机体代谢、缓解精神疲劳等，都有重要的作用。其实，体育锻炼对我们的视力也有一定的改善作用。

运动时，眼睛能交替观看远处和近处的目标或景物，有利于改善睫状肌的收缩和舒张能力，同时还能缓解眼部肌肉疲劳，从而能在一定程度上预防近视或防止近视度数加深。

对眼睛有益的运动

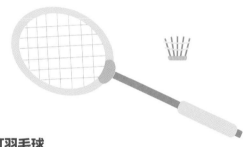

打羽毛球

打羽毛球时，眼睛不仅要观察对手的挥拍情况，还要注意飞行的球体，眼部的睫状肌会不断收缩、放松，从而促进眼球组织的血液循环，改善睫状肌功能。长期进行此项运动，能提高视觉灵敏度和大脑的反应能力。

打乒乓球

打乒乓球时，双眼必须紧紧盯着穿梭往来、忽远忽近、旋转多变的球体，可迫使眼球上下左右运动，从而提升眼球的机敏性。眼球运动加速，可以促进局部新陈代谢，增加眼部供血供氧。长期进行此项运动，不仅能够改善视力，还能在一定程度上改善假性近视。

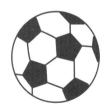

踢足球

足球运动作为一项受人喜欢的运动项目，可以起到强身健体的作用。由于大多数人每次踢球的时间都在1个小时左右，且眼睛一直跟着球转，加之踢球时经常要注视远方，因此能让眼睛得到很好的放松和休息，对于近视的预防有一定的帮助。

跑步

大多数人跑步时会直视前方。这对眼睛来说，是很好的放松和休息。每天坚持户外跑步，患近视的概率会大大降低。

户外活动，重在户外

很多人可能会习惯性地把户外活动跟体育锻炼划上等号。事实上，户外活动涵盖的范围非常广泛，包括但不限于在室外散步、玩耍、野餐乃至聊天等。有学者在对 4000 多名中小学生进行了长达三年的跟踪调查后得出结论：只要户外活动的时间足够长，就能有效预防近视。

儿童和青少年应尽可能保证每天 2 小时户外活动时间，如果条件不允许，至少也要守住每天户外活动 1 小时的"底线"。如果孩子学习比较紧张，不能每天安排连续的户外活动时间，就应该充分利用课间 10 分钟和上学、放学的时间，确保每天户外活动时间累计超过 1 小时。

户外活动之所以能够改善视力，主要有以下几个原因：

1. 户外明亮的光线可以刺激人体释放多巴胺。多巴胺能有效减缓眼轴增长的速度，从而降低近视发生或者加深的可能性。

2. 孩子在户外运动时，视野开阔，眼睛可以多看远处，避免了长时间近距离视物，有助于降低眼部肌肉的紧张程度。

3. 孩子在户外时，能让眼球接受更多的自然光线，眼睛瞳孔会本能地缩小，看东西会更加清晰，这就是强调要在白天户外活动的原因。

4. 对眼睛来说，钙是非常重要的物质，缺钙会导致巩膜弹性降低，间接引发或加深近视。阳光照射可以促使人体合成更多的维生素 D，从而增强人体对钙的吸收。室内活动或夜间外出活动因为没有直接的阳光照射，预防或减缓近视的效果很有限。

值得注意的是，在户外运动时，应尽可能避免紫外线对眼睛的伤害。（具体措施可参考本书第 15 页）

对眼睛有益的户外活动

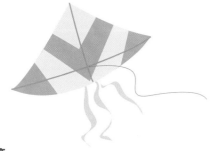

放风筝

放风筝可以将视线延伸到远处，帮助眼睛放松和休息。眼睛紧跟着天空中的一个目标运动时，也可以缓解睫状肌痉挛，从而缓解视疲劳。

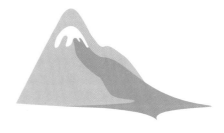

爬山

爬山是一项全身性有氧运动，不仅可以增强心肺功能，且在爬山过程中，由于时而需要注意脚下，时而又要欣赏远处景色，会使眼部肌肉得到充分放松和收缩，从而起到改善视力的作用。

室内护眼小游戏

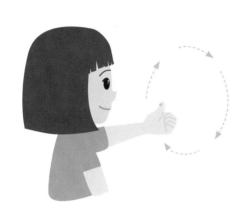

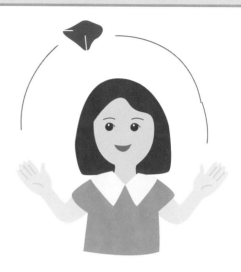

追随拇指游戏

在拇指指甲上贴一个小图案，头部不动，手臂伸直在眼前画米字形或者按顺时针、逆时针方向画圈，让眼球跟随拇指指甲上的图案进行运动。

扔沙包

一手扔一手接的同时，让自己的眼球追随沙包的走向而运动，这样可以使眼部肌肉得到锻炼，同时可以提升手眼协调能力。

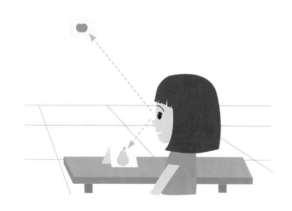

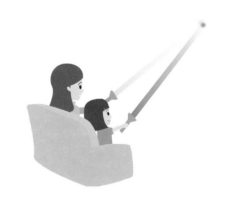

远视近视交替游戏

在客厅墙上贴一张大的字母表或者一张画，让孩子站在距离墙面3米的地方（根据家里的空间安排，越远越好），盯着其中一个细节10秒钟以上，再快速注视眼前的一个视标（视标可以是一个卡片上的字母，也可以是小玩偶的眼睛或鼻子），视标应放置在眼前33~35厘米。反复进行10分钟左右，可以促使晶状体及周围的睫状肌不停地放松、收缩，进而起到改善视力的作用。

光束追踪游戏

父母拿一只手电筒，孩子拿另一只发出不同颜色光的手电筒，父母可以先把光束照到一面墙上，让孩子拿不同颜色的光束去追父母的光束，父母移动，孩子追。这样能有效锻炼眼部肌肉，达到改善视力的目的。需要特别注意，不可以使用激光笔。

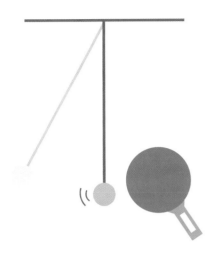

击打悬浮乒乓球

根据孩子的身高在天花板上拴一根长度适宜的绳子，绳子末端绑一只乒乓球，让孩子用乒乓球拍击打乒乓球。这样可以有效地锻炼孩子的眼部肌肉，起到改善视力的作用。

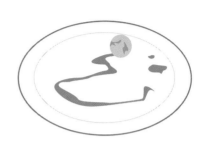

果酱作画

取一个白色盘子，将洗干净的玻璃小球蘸上果酱放在距孩子33厘米左右的盘子里，让孩子轻轻晃动盘子，看看能画出什么样的图画。在"作画"的过程中，孩子的眼睛追随小球运动，能有效增强眼部的血液循环，对改善视力具有一定的作用。

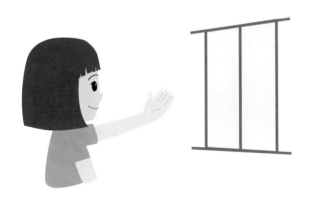

眼睛瑜伽

在距离眼睛33厘米处伸出手掌，先用眼睛注视手掌8秒钟，再向窗外眺望8秒钟。如此近距离视物和远距离视物相互交替，能让眼部肌肉得到有效地锻炼和放松。

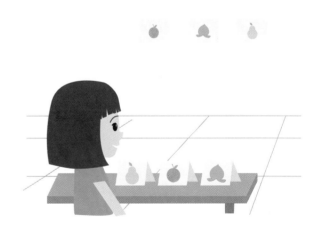

水果乐园

准备一套水果图片，一部分图片放在孩子面前的桌子上，一部分图片贴在5米远的墙上。让孩子站在桌前，眼睛距卡片33厘米左右。父母喊出相应的水果名称，孩子迅速看向桌上或者墙上对应的水果图片。这样不仅能锻炼眼部肌肉，还能提升孩子的反应速度。

吃对食物保护眼睛

眼睛需要钙和蛋白质

　　缺钙不仅会影响孩子的骨骼发育，而且会对孩子的视力产生不良的影响。蛋白质则是构成眼部组织不可缺少的营养物质之一。因此摄入钙和蛋白质含量较高的食物，有助于改善视力。

紫菜

紫菜虽然以含碘量高而闻名，但其钙含量和蛋白质含量也不可小觑。紫菜还富含胆碱和多糖，这些物质都能对视力起到改善作用。

将紫菜做成紫菜包饭或紫菜虾皮汤，美味又营养。

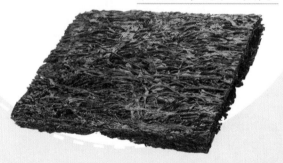

牛奶

牛奶的营养价值很高，是日常补充蛋白质的优质来源之一。同时，牛奶也是人体钙的较佳来源之一。牛奶中的乳糖、氨基酸、维生素 D 等物质都能促进人体对钙的吸收。

乳糖不耐受的小朋友可选择无乳糖牛奶。

鱼肉

无论是淡水鱼还是海鱼，都要在正规场所购买。

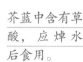

鱼肉是优质蛋白质的较佳来源之一，而且鱼肉容易消化。除蛋白质外，鱼肉中所含的氨基酸和脂肪酸也对人的大脑和眼睛的正常发育有一定的促进作用。大多数鱼肉中的胆固醇含量较低，在补充蛋白质的同时，不用担心摄入过多的胆固醇。

芥蓝

芥蓝是一种含钙量较高的蔬菜。而且芥蓝中还含有丰富的维生素、膳食纤维以及矿物质。适量食用芥蓝，对于孩子的视力发育有一定的好处。

芥蓝中含有草酸，应焯水后食用。

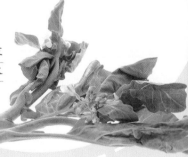

油菜

油菜不仅含有丰富的钙元素，而且含有有益于人体健康的矿物质和维生素。适量吃些油菜，对身体和眼睛都是有好处的。

炒油菜时，宜用大火快炒。

温馨提示

补充钙和蛋白质的关键在于吸收利用。同时，父母们也要切记，均衡的营养、合理的运动才是保证身体健康切实有效的途径。

鸡肉

鸡肉营养价值丰富，不仅是补充蛋白质的好帮手，还含有丰富的维生素和矿物质，这些营养元素都对视力具有改善作用。

鸡肉适合炖、蒸，炸鸡要少吃。

虾

虾的营养价值很高，含有丰富的蛋白质和钙，且脂肪含量较低。虾中除蛋白质和钙外，还含有丰富的钾、碘、镁等元素，这些物质对视力都有改善作用。

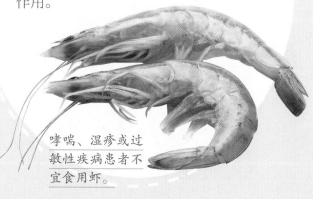

哮喘、湿疹或过敏性疾病患者不宜食用虾。

豆制品

豆制品是高蛋白食物，其含有多种人体所需的氨基酸，以及多种优质植物蛋白和钙。在日常生活中，可以适量食用豆制品以补充蛋白质。

豆制品不宜食用过多，以免引起消化不良。

花生

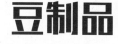
发霉的花生千万不能吃。

花生不仅含有丰富的蛋白质，同时含有丰富的钙质，对眼睛有一定的好处。花生富含不饱和脂肪酸等物质，适量食用可以促进人体的新陈代谢，提高免疫力，但是吃太多会引起消化不良。

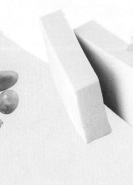

花青素能有效护眼

花青素是一种存在于植物中的色素，可以改善眼部供血。同时，花青素还有利于促进视紫红质蛋白再生，从而可在一定程度上缓解视疲劳。另外，花青素具有一定的抗氧化作用，对视力也有间接的改善作用。

茄子

茄子中不仅含有丰富的花青素，还含有维生素 C、维生素 E 等，这些都是对眼睛非常有益的物质。

茄子皮中含有较多的花青素，所以最好连皮食用。

紫薯

紫薯中除了含有普通红薯具有的营养成分外，还含有丰富的花青素。适当食用紫薯，不仅能促进眼底血液循环，保护视力，还可以促进肠道蠕动，预防便秘。

紫薯一定要蒸熟食用，霉变的紫薯千万不可食用。

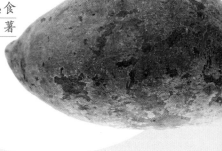

黑米

黑米富含花青素，具有抗氧化作用，能维护眼部血管的健康。黑米质地较硬，因此在烹调前需要一段时间的浸泡。

黑米和大米一起煮粥，更有利于消化吸收。

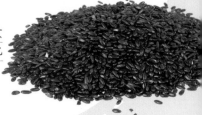

葡萄

某些种类的葡萄外皮中含有丰富的花青素，如红葡萄、紫葡萄和黑葡萄这三种葡萄的外皮中都含有丰富的花青素。

颜色越深的葡萄，其花青素含量越高。

杨梅

杨梅是一种营养价值较高的水果，它含有蛋白质、铁、镁等多种对人体有益的营养成分。杨梅在成熟之后花青素的含量也很高。

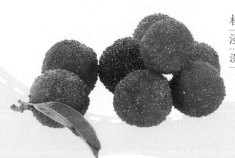

杨梅最好用盐水浸泡20分钟，冲洗干净后再食用。

温馨提示

花青素属于水溶性植物色素，所以人体吸收利用的多少与食物的保存方式、烹调方法有很大的关系。由于阳光会导致花青素降解，所以含有花青素的食物应避光保存，且烹饪方法以生食、蒸煮为佳。

桑葚

桑葚含有花青素，可以缓解因长时间过度用眼而导致的眼疲劳。除花青素外，桑葚还含有多种维生素，可以在一定程度上保护视网膜，防止视网膜发生病变。

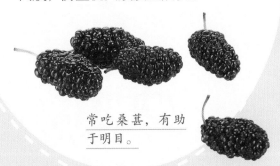

常吃桑葚，有助于明目。

紫甘蓝

紫甘蓝中不仅含有丰富的花青素，而且含有维生素、矿物质、膳食纤维等营养物质。

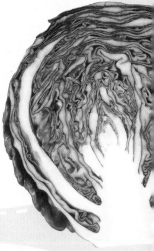

紫甘蓝口感清脆，凉拌生吃营养流失更少。

蓝莓

蓝莓被誉为"花青素之王"。多吃蓝莓能够缓解眼部的疲劳。蓝莓还含有维生素、膳食纤维以及丰富的矿物质，经常吃一些蓝莓，对身体很有好处。

每天吃几颗蓝莓，可养眼护眼。

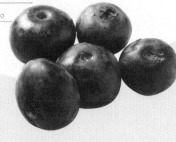

樱桃

樱桃虽然美味，但是不能一次吃太多。

樱桃中含有丰富的花青素、维生素C等营养元素。但空腹时尽量不要吃樱桃，否则易引起消化不良、腹泻等。

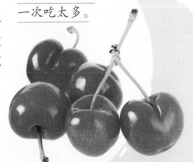

叶黄素对眼睛的发育有好处

叶黄素具有较强的抗氧化性，能提升视力敏感度，保护晶状体及视网膜少受伤害。对于近视患者来说，适当补充叶黄素可以延缓其近视度数的加深。

南瓜

南瓜中不仅含有丰富的叶黄素，还含有胡萝卜素及矿物质，以及人体必需的多种氨基酸和磷、钾、钙、镁、锌、硅等营养元素。适量吃些南瓜，对身体十分有益。

如果对南瓜过敏，应避免进食南瓜。

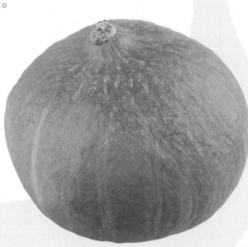

菠菜

菠菜营养价值很高，不仅含有丰富的叶黄素，还含有丰富的铁、维生素C、维生素K等多种营养元素。

绿叶蔬菜是我们每天餐桌上不可缺少的食物之一。

玉米

玉米是我们餐桌上常见的食物。玉米中的叶黄素含量很高，而且还富含玉米黄素。这两种物质均能作用于我们眼睛的黄斑感光区域，相当于给我们的眼睛戴上了"保护镜"，能有效避免有害光对眼睛的伤害，预防眼部疾病。

吃玉米要多嚼一会儿，有利于消化。

柑橘

柑橘还是补充维生素C的"好帮手"。

柑橘中的叶黄素含量较高。此外，柑橘还有生津润肺、化痰止咳、润肠通便的功效。

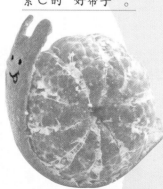

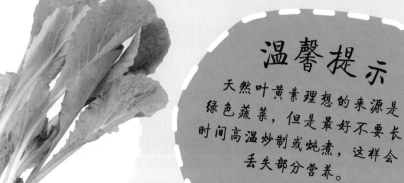

小白菜

小白菜中除了含有叶黄素外，还含有丰富的维生素和矿物质，适量食用可护眼明目。

常吃小白菜，护眼又明目。

温馨提示

天然叶黄素理想的来源是绿色蔬菜，但是最好不要长时间高温炒制或炖煮，这样会丢失部分营养。

蛋

蛋类含有丰富的蛋白质、脂肪、卵黄素、卵磷脂、维生素以及铁、钙、钾、叶黄素和玉米黄素等人体所需要的营养物质，对身体和眼睛的健康都很有好处。

每天吃 1 个鸡蛋，既经济方便又可补充营养。

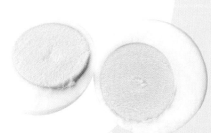

苋菜

苋菜除了富含叶黄素外，还含有叶酸、镁、钙、铁、维生素 C 和维生素 K 等营养物质。

苋菜有"长寿菜"的美誉。

秋葵

秋葵不仅含有胡萝卜素和叶黄素，还含有丰富的维生素、矿物质和膳食纤维，这些物质都有助于维持良好的视力。

秋葵可以凉拌，也可以炒食，老少皆宜。

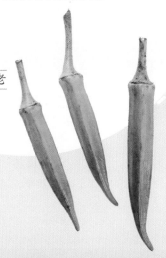

西蓝花

西蓝花不仅叶黄素含量高，其中的钙、磷、铁、钾、锌等含量也不低，是一种营养价值比较高的蔬菜。

常吃西蓝花还能缓解便秘。

多吃胡萝卜素眼睛亮

胡萝卜素是构成视觉细胞内感光物质的重要成分之一，可以参与视网膜的成像功能。适量补充胡萝卜素对于改善视网膜黄斑病变、视疲劳等问题有一定的作用。同时，胡萝卜素可以在人体内转化成维生素 A，能在一定程度上降低夜盲症和干眼症的发生概率。

胡萝卜

只要提到胡萝卜素，就一定不能少了胡萝卜。胡萝卜中确实含有丰富的胡萝卜素，同时还含有维生素 B_1、维生素 B_2、花青素、钙、铁等营养物质。经常食用胡萝卜，对眼睛和身体都很有好处。

胡萝卜和肉类搭配，孩子更爱吃。

芒果

芒果中含有丰富的胡萝卜素，具有改善夜盲症的作用。另外，芒果中还含有丰富的糖分、蛋白质以及钙、磷、铁等营养成分。

对芒果过敏的小朋友们就不要食用了，可换成其他胡萝卜素含量较高的水果。

土豆

土豆营养丰富，不仅含有丰富的胡萝卜素，还含有蛋白质、矿物质、维生素等多种营养成分。土豆不仅有黄色的，还有紫色的。紫色土豆还含有丰富的花青素。

发芽的土豆有毒，千万不能食用。

苦菊

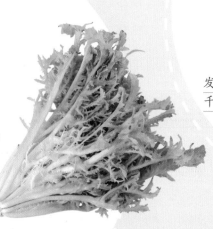

苦菊中含有丰富的胡萝卜素、维生素 C 和膳食纤维，有清热明目、帮助消化的功效。

夏天吃点凉拌苦菊，可清火明目。

香蕉

香蕉富含胡萝卜素、维生素 C 及维生素 E、钾、钙、铁等营养物质，适量食用对身体有一定的好处，还可以在一定程度上缓解眼睛疲劳。同时，多吃香蕉也可以改善眼部浮肿。

如果香蕉皮变黑，建议不要食用。

温馨提示

胡萝卜素主要存在于深色食物中，如绿色、红色或黄色的水果和蔬菜中。颜色越深代表食物中的胡萝卜素含量越高。

木瓜

木瓜营养丰富，味道清甜，肉质软滑、多汁，既可生吃，又可做菜。木瓜不仅含有丰富的胡萝卜素，还富含蛋白质、B 族维生素、维生素 C、铁、钙、磷、钾、镁、膳食纤维等。

木瓜可以生吃，也可以和牛奶一起煮食。

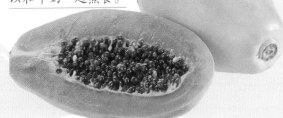

哈密瓜

哈密瓜味道清甜可口，除了含有丰富的胡萝卜素外，还含有叶黄素和玉米黄素，这些物质均具有保护视网膜、预防近视的作用。

哈密瓜又甜又脆，赶紧趁新鲜上市时尝一尝。

莲藕

莲藕不仅含胡萝卜素，还含有碳水化合物、膳食纤维、维生素和多种矿物质。

莲藕饱腹感强，还可以帮助减肥。

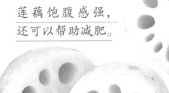

西红柿

未成熟的西红柿不可食用。

西红柿中含有多种胡萝卜素，如 α-胡萝卜素、β-胡萝卜素等。此外，西红柿还含有丰富的维生素 C 和维生素 E，被称为"菜中之果"。

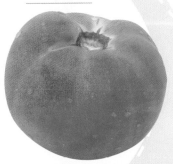

补好维生素，视力不疲劳

　　维生素 A 对于视紫红质蛋白的合成具有一定的促进作用，且对于视网膜的感光能力具有一定的增强作用。B 族维生素对眼部健康至关重要，缺少 B 族维生素不仅可能会导致眼睛畏光、流泪和发痒，还可能会导致视力减退。维生素 C 具有抗氧化作用，长期缺乏维生素 C，有可能导致晶状体浑浊。

苹果

苹果不但富含维生素，而且其中所含的黄酮类化合物对改善视力具有一定的作用。

苹果虽然普通，但是营养却不可小觑。

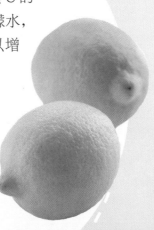

坚果

坚果中不仅含有对视觉神经细胞有益的 B 族维生素，而且维生素 E 及钙、磷、铁、锌等营养成分的含量也较高。经常吃些坚果，对眼睛和身体都有一定的好处。

坚果不仅对眼睛好，还有健脑的作用。

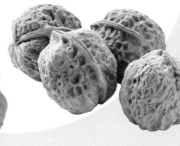

柠檬

柠檬是一种富含维生素 C 的水果。每天喝一杯柠檬水，眼睛会更有神，还可以增强身体的抵抗力。

常喝柠檬水，可补充维生素 C。

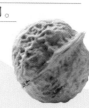

黄瓜

黄瓜中富含维生素和多种矿物质，对于眼睛有一定的营养作用。黄瓜可利尿消肿，有助于消除眼袋和水肿。

夏天生吃黄瓜，可补水解暑。

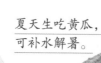

丝瓜

丝瓜中不仅含有维生素 C，还含有对眼睛有利的抗氧化剂——胡萝卜素，对改善视力有一定的作用。

丝瓜如果发苦请不要食用，否则会引起肠胃不适。

温馨提示

即使是对眼睛有利的食物，也只能起辅助作用。保护眼睛的关键还是要养成科学的用眼习惯。读者朋友们千万不可本末倒置，一味大量摄取某种食物，这是不可取的。

西柚

西柚不仅美味，而且营养丰富。西柚富含多种维生素，维生素 C 尤为丰富，对眼睛有一定的保健作用。

酸甜多汁的西柚还可以榨汁饮用。

榴莲

榴莲被誉为"水果之王"，它含有多种维生素，可在一定程度上促进视力发育。此外，榴莲中还含有胡萝卜素、磷、铁、镁、钾等多种营养物质。

榴莲不可吃太多，否则会上火。

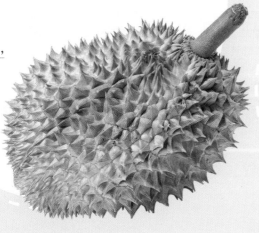

龙眼

龙眼含有丰富的维生素、蛋白质、矿物质等营养成分，还具有一定的滋补功效。

龙眼可以煲汤，也可以泡水饮用。

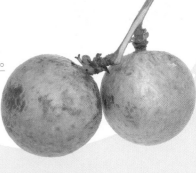

远离生活中的坏习惯，以免过早近视

躺着看电子产品很伤眼

躺着看电子产品，对眼睛的伤害是非常大的。

不管是侧躺、仰躺还是趴着看电子产品都可能会对眼睛造成伤害。时间久了，会造成眼部血管充血，甚至可能引发结膜炎。

躺着看电子产品时，由于用眼距离不当，时间久了，会导致睫状肌疲劳，容易加深近视。时间一长，眼睛还会变得干涩、刺痛、疲劳，甚至会引发严重的眼部疾病。

长时间侧卧看电子产品，还可能会导致左眼和右眼视力相差较大，这也是很多人两眼近视度数不一样的原因之一。

温馨小贴士

电子产品虽然好玩，但不要过度沉迷，外面的世界更美好。每天进行户外运动至少1小时，可以有效地预防近视。

熬夜刷手机易导致视力下降

手机只是生活中的附属品，并不是我们生活的全部。我们应该合理利用好手机，而不应该让手机支配我们的生活。很多人喜欢在睡前玩手机，甚至熬夜刷手机到深夜，这样对我们眼睛的伤害是很大的。

正常情况下，我们每分钟眨眼 16~20 次，而刷手机时，每分钟只眨眼 6~8 次，眨眼次数减少会导致眼睛干涩。手机屏幕发出的亮光也会刺激眼睛，强烈的闪光会让眼底尤其是黄斑区产生病变，对视力产生不可逆的影响。

熬夜玩手机还有一些其他的危害，比如压迫颈椎，对手肘、肩周造成损害。除此之外，熬夜玩手机还会导致记忆力减退、思维能力降低等一系列的问题。

温馨小贴士

养成按时睡觉的习惯。睡前将手机关机，并放到卧室外，这样可以避免养成熬夜刷手机的坏习惯。

睡眠少也影响视力

充足的睡眠能够让我们的大脑思维清晰、反应灵敏。人的大脑和眼睛有着十分紧密的关系。大脑过度劳累会给眼睛带来很大的负担。大脑休息不好，由大脑支配的视神经和眼球也得不到正常的休息。如果长时间睡眠不足，眼睛的各种功能就会出现紊乱或减退，甚至有可能出现结膜充血、视物模糊、视神经紧张等眼部异常。加之眼睛的屈光系统长时间处于紧张状态，还容易引发或加深近视。

眼睛在睡眠状态下，肌肉放松最充分，也最易消除疲劳。同时，在睡眠时人体会分泌较多的生长激素。因此，睡眠对孩子们的生长发育十分重要。一般说来，3~6 岁儿童每天要睡 10~11 小时；小学生每天要睡 9~10 小时；初中生每天要睡 8~9 小时；高中生每天要睡 8 小时左右。

充足、优质的睡眠是孩子拥有一个好身体的基础，尤其是孩子在年龄小、学业不繁重的时候更要养成早睡早起的好习惯。

温馨小贴士

高质量的睡眠对孩子的生长发育十分有益。幼儿及青少年的生长激素有一半是在晚上深睡眠后分泌的。我们不能一味追求睡眠的时长，还要关注入睡时间，尽量不要让孩子太晚入眠。

在车上看书、玩手机，眼睛很受伤

温馨小贴士

坐车时，沿途看看路上的风景是不错的选择，可以选择看远一点的地方，不要只盯着窗外离得近的景物看，这样可以让眼睛充分放松，缓解眼睛疲劳。

很多人喜欢利用乘车的空闲时间阅读书籍，或者通过玩手机的方式来消磨时间。其实，这是一种非常不好的习惯。在乘车时看书、玩手机不仅容易头晕，更容易引起眼睛疲劳，导致视力下降。

在行驶的车中阅读，随着车身的颠簸和摇晃，必然会造成书或手机与眼睛的距离、方位变化不定。眼睛为了看清文字或画面，就要在跳动的字里行间或画面中进行追赶性的调节，而这种高速、频繁的调节会使眼部组织的负担加大，很快就会造成眼睛疲劳。

控制糖的摄入量，保护视力

过多摄入高糖食物是导致近视发生的一个危险因素。高糖食物对我们视力的危害主要有以下几个方面：

1　消耗大量维生素 B_1

维生素 B_1 对视神经有养护作用，其含量高低会影响到视神经的状态。糖分在代谢的过程中，需要大量维生素 B_1 的参与。因此，如果眼睛缺少了维生素 B_1 的养护，视神经系统就可能发生病变，从而导致近视。

2　影响眼球壁的坚韧性

钙是眼部组织的"保护器"。高糖食物在消化、吸收和代谢过程中，会在血液中产生大量的酸性物质，与血液中的钙离子中和，导致血液中钙含量降低。缺钙会影响巩膜的功能，造成眼球壁弹性降低，进而引发近视。

3　改变房水、晶状体的渗透压

糖分摄入过多，体内的血糖水平就会升高，体液的渗透压将会降低。这样的话，眼球内的房水就会渗透到晶状体内，引起晶状体变形，使屈光度增高，从而形成近视或加重近视。

我们应该把握好孩子视力发育的关键期，不要让孩子摄入过多的高糖食物，引导孩子养成良好的膳食习惯，不挑食、不偏食、合理搭配饮食，从而保证营养均衡。

温馨小贴士

很多父母烧菜时喜欢用糖调味，餐饮店的厨师也大多喜欢用糖提鲜。虽然菜的口味提升了，但是对孩子的视力却是有一定害处的。

碳酸饮料能影响视力

温馨小贴士

无论是含糖饮料还是不含糖饮料，对孩子的视力健康乃至身体健康都有负面影响。所以，白开水才是孩子们最好的选择，而不是含糖饮料或含有人工增甜剂的无糖饮料。

碳酸饮料对视力的影响主要体现在两个方面。首先，许多碳酸饮料含糖量非常高。以可乐为例，其中含有大量的糖分，只不过因为可乐中还添加了许多食品添加剂，我们不会觉得太甜，所以不知不觉中就越喝越多。大量摄入糖分，必然会对我们的视力造成不良影响。

其次，碳酸饮料容易造成人体内钙质流失。钙质流失会导致眼睛巩膜的韧度下降。因此，那些爱喝碳酸饮料的孩子更容易出现近视。有鉴于此，父母平时应引导孩子们少喝碳酸饮料，这样才有利于他们的身体特别是视力的发育。

缺乏户外活动，更易患近视

越来越多的研究表明，户外活动时间缩短是导致儿童和青少年近视发生的主要原因之一。现在孩子要上很多兴趣班，待在室内的时间多，相应地，待在户外的时间就缩短了。户外活动减少会在一定程度上引发近视或加深近视。因此，预防近视一个主要的方法就是延长户外活动时间。推荐每天户外活动2个小时或以上。

温馨小贴士

户外活动防控近视的核心元素是大自然明亮的光线。所以，想要防控近视就要注意保证日间的户外活动，已经近视的儿童和青少年更应适度增加日间的户外活动时间。在活动时，也要注意做好防护工作，避免紫外线对眼睛造成伤害。

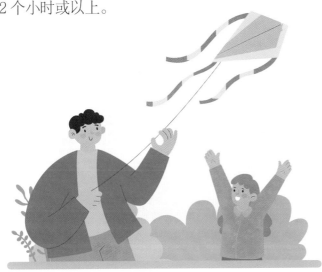

读写姿势不正确，伤害的不只是眼睛

正确的坐姿对眼睛的好处并不是立竿见影的，而是日积月累的。因此父母应督促孩子做到"三个一"：眼离书本一尺，胸口离桌沿一拳，手指离笔尖一寸。同时要提醒孩子不要躺着、侧卧或者在移动的车厢看书、玩手机。读写姿势不正确，除了容易使眼睛疲劳，还会导致脊柱发育不良。

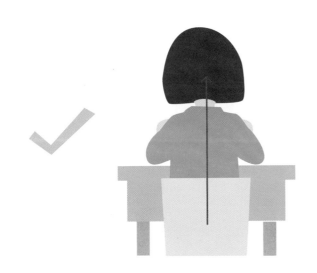
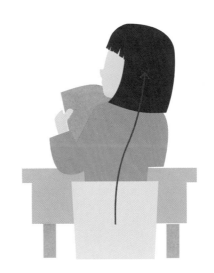

据统计，晚上开夜灯睡觉的孩子和不开夜灯睡觉的孩子相比，前者近视发生率较高。儿童和青少年的眼部组织还没有发育完善，对光线的刺激较为敏感。即使是小夜灯那点"微弱"的灯光也可能会刺激眼睛，让眼睛没办法真正放松和休息。

谣言 小夜灯可以整晚开着

关于护眼的谣言

视力保健的理念应该是终身的，因此我们在人生的各个阶段都应该给眼睛足够的关怀，不要等到视力衰退时才开始重视。成年人长时间在电脑前工作会使眼睛干涩发痒，产生不适感。而且成年人过度使用电子产品会增加患青光眼的风险。所以，成年人也应时刻注意护眼。

谣言 成年人无须护眼

视疲劳是长时间用眼过度造成的。当眼睛感觉到累的时候，其实已经受到伤害了，所以应该在眼睛感觉到累之前主动采取预防措施。

谣言 眼睛累了才需要休息，否则无须时刻关注

热敷确实可以缓解一些眼部不适，但并不是所有眼部不适都可以用热敷缓解。因此，当眼部不适时，应该及时就医，而不应自行热敷，否则可能会让问题更加严重。

谣言 眼部不适，热敷一下就好了

目前国家对于"护眼灯"的生产标准并没有做出明确规定。市面上的"护眼灯"，其专业名称应为"读写台灯"。为了保护视力，在购买"读写台灯"时要谨慎选择（具体方法见本书第14页）。除了要选合适的台灯，正确使用台灯、养成良好的用眼习惯、劳逸结合、保证充足的户外运动和合理的营养摄入也非常重要。

谣言 "护眼灯"真的护眼

在比较暗的环境下，我们看东西会比较费力，但这也不意味着灯光越亮对眼睛越好。看书时，灯光太亮会刺激眼睛的视网膜，可能会让视网膜受到一定的损伤。

谣言 看书时，灯光越亮越好

手机的"护眼模式"只是过滤了一部分蓝光，让屏幕看上去不那么刺眼而已。但即便"护眼模式"的功能再强大，畅玩几小时后也变成"毁眼模式"了。

谣言 手机"护眼模式"可护眼

很多人把电脑或手机屏幕换成绿色，认为这样可以保护眼睛。其实无论屏幕是什么颜色，只要盯着电脑或者手机看，都属于"近距离用眼"，这就会导致睫状肌一直处于收缩紧张状态，即便把电脑的屏幕换成绿色，睫状肌还是没有得到放松，自然也不能保护眼睛。

谣言 把屏幕换成绿色，就能保护眼睛

很多人吃鱼的时候会把鱼眼睛吃到肚子里，认为这样能够为眼睛补充营养，预防近视，其实这是不科学的。"以形补形"这种说法是人们在饮食方面的误区，爱护眼睛应该吃一些真正对眼睛有好处的食物，不要相信谣言。

谣言 "以形补形"能预防近视

远景照片本质依然是近处的图像，并不能真正地放松眼睛。所以，还是多看看真正的远景吧。

谣言 看远景照片对眼睛好

绿色是一种能够让人感到舒适和平静的颜色。绿光的波长处于可见光谱的中间位置，因此人眼对其敏感度较强。但是"看绿色植物能保护视力"的说法是没有科学依据的。

谣言　看绿色植物能保护视力

很多护眼贴中由于添加了薄荷、冰片等让人感觉清凉的物质，使用后会让眼睛感觉比较舒服，但是并没有预防近视的神奇效果。

谣言　护眼贴能预防近视

蓝光伤害眼睛的前提是高强度接触。日常短时间接触蓝光（包括使用电子产品）一般不会对眼睛造成明显伤害。保护眼睛要减少近距离和高强度用眼，如果因为用了防蓝光眼镜，就无所顾忌地使用电子产品，那就大错特错了。

谣言　戴上防蓝光眼镜就不会近视

很多视力康复机构打着"不打针、不吃药、无痛苦"的旗号，宣传可以通过仪器轻松治疗近视、散光。这些广告宣传是不可信的。近视和散光大多是不可逆的，想要通过仪器轻松恢复是不太可能的。

谣言　街边的视力康复机构可信

不管是哪种电子产品，只要长时间盯着屏幕看，都会造成眨眼的次数变少，导致眼睛容易干涩、疲劳。所以不管使用哪种电子产品，时间都不能太长。

谣言 平板电脑比手机和电视对眼睛友好

各种形式的长时间、近距离、连续性用眼均是导致近视的原因。所以，要想真正预防近视，最主要的是缩短近距离用眼的时间，并延长户外活动的时间。

谣言 少用电子产品就不会近视

很多人都误以为太阳镜颜色越深，就越能抵抗太阳紫外线的照射，越能保护眼睛。事实上，太阳镜镜片的颜色如果过深，会降低可见度，导致看东西吃力，从而对眼睛造成一定的损伤。

谣言 太阳镜颜色越深越护眼

一般情况下，体积小且不尖锐的异物会在眼泪的冲洗下排出眼外，用力揉搓只会加重异物对眼睛的伤害。如果情况严重，及时就医是正确的方法。

谣言 异物进眼，用力揉搓即可

由于手机和平板电脑屏幕比较小，离远一点最多也就增加十几厘米距离，虽然稍有改善，但仍然属于近距离用眼，无法让眼睛真正放松下来。保护眼睛最好的办法还是少用或不用电子产品，多到户外活动。

谣言 手机、平板电脑离远一点看就能保护眼睛

每天 2 小时的户外活动，才是预防近视的关键。研究表明，合理增加日间户外活动能明显抑制和延缓近视程度的加深。不过，我们在户外活动时应该避开太阳光线最强烈的时段，同时要注意防护，避免紫外线对眼睛产生伤害。

谣言 外面阳光太刺眼，待在室内比较好

想要真正舒缓眼部疲劳不能单靠睡觉，还可以凝神注视远处的物体。缓解眼部疲劳的关键是缩短近距离用眼的时间。

谣言 眼睛疲劳，睡个觉就行

眯着眼睛看东西，是人们在为了看清楚某个东西时采取的常见行为。这种方式可以使瞳孔变小，增强聚光，并不会伤害视力。但如果孩子经常眯着眼睛看东西，父母就要提高警惕，这有可能是孩子视力出现问题导致的。

谣言 眯着眼睛看东西会伤害视力

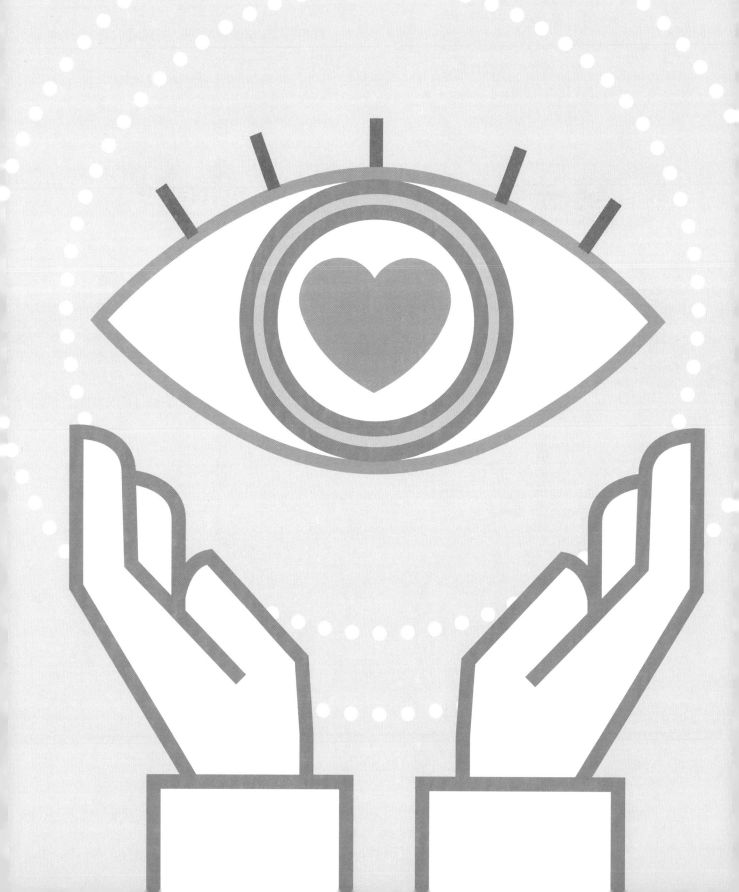

第三章
近视了怎么办

　　随着社会的发展，越来越多的电子产品出现在了我们的生活中。频繁使用电子产品，是近视患者越来越多的因素之一。大多数人的近视都是因为后天不良的用眼习惯导致的，且一旦近视后很难恢复正常。那么如果我们真的患上近视了，应该怎么办呢？

如何察觉可能近视了

很多人认为近视是悄悄出现、不可察觉的。这种说法是错误的。当出现以下几种情况时，可能是眼睛在给我们发送近视的信号。

 ## 看电视越来越近

我们在看书、看电视的时候，有时为了看得更清楚，会不自觉地凑近。如果这种情况频频出现，就要引起注意了，这可能是由于近视使我们无法看清比较远的事物。

 ## 看电视、写作业时经常歪着头

排除斜视的因素，如果患上近视，我们就会比较喜欢歪头或斜眼看东西，因为这样可以减少散射光，从而让我们看得更清楚一些。

 ## 总是喜欢眯眼看东西

当发现自己看书或看电视总是眯眼时，就应该小心了。因为眯眼时眼睑可以遮挡一部分瞳孔来减少光线的散射，起到暂时改善视力的作用，但这种方法仅能治"标"，不能治"本"。

 ## 总爱揉眼睛

患上近视以后，由于眼睛看得不清楚，会导致眼睛长时间处于疲劳状态，我们就可能会通过揉眼睛等动作，来缓解视物不清、眼睛疲劳的症状。

 ## 喜欢频繁眨眼

患上近视之后，眼部更易疲劳。频繁地眨眼在一定程度上可以缓解眼部干涩，对眼部疲劳有一定的改善作用。因此，当我们出现频繁眨眼的情况时，应考虑是否患上了近视。

看东西有重影

有时候，我们看书时间一长，字迹会重叠串行，抬头再看眼前的物体，还会产生若即若离、浮动不稳的感觉。这些都是眼睛睫状肌调节失灵的表现，大多由视疲劳所致。如果任其发展，就有可能产生近视。

 ## 看不清黑板，成绩也一落千丈

看黑板上的字越来越吃力，很可能也是近视导致的。如果看不清黑板，就无法集中注意力，自然也听不懂老师讲的内容，成绩也就一落千丈了。

 ## 视疲劳

视疲劳主要是因长期近距离用眼导致的，多表现为眼胀、眼痛、头痛、视物模糊等。任其发展，就可能患上近视。

 ## 不自觉皱眉

皱眉也是试图改善视力的一种方法，通常与眯眼同时出现。如果孩子看东西时经常不自觉皱眉，就需要提高警惕。

 ## 经常看错人或看不清东西

当发现孩子经常看错人或看不清东西时，也应考虑是否患上了近视。如果孩子白天或在明亮的环境中视物正常，在夜间或者暗处视物能力差，则应带孩子去医院检查，排除夜盲症等疾病。

温馨小贴士

虽然近视并不是什么丢人的事情，但我们在没有近视之前，就应该养成良好的用眼习惯，尽量避免近视的发生。如果察觉到自己可能近视了，我们也要积极面对，及时告诉父母，让父母带我们到正规医院去散瞳验光，不要有心理负担。

近视也需要"打假"

你还不知道吧，近视也是有真假之分的。

假性近视不同于真性近视。从表面上看，假性近视也是看远处的东西模糊，看近处的东西清楚，所以很容易迷惑大家。但实际上，假性近视虽然也是过度用眼导致的，但是此时由于眼部还没有发生器质性病变，因此有一定的几率能通过科学治疗得到改善和恢复；真性近视是眼部已经发生了器质性病变，一旦形成是无法恢复的。

假性近视是真性近视的过渡阶段，也是近视防控的最后机会。因此，父母们要有分辨真假近视的意识，守住孩子视力防控的最后关口。

什么是假性近视

如果我们经常过度用眼，眼部肌肉就会持续收缩，眼睛得不到应有的休息，晶状体会长时间处于变凸的状态。这样当光线进入我们的眼内，经过变凸的晶状体屈折后，焦点会落到视网膜的前面，这时看远处的东西自然就不清楚了。

如果这时父母不带孩子前往医院检查就给孩子佩戴眼镜，眼睛就会为了适应眼镜而改变自身的焦距和肌肉压力，时间久了就会从假性近视变成真性近视。真性近视一旦形成后对眼睛的伤害是不可逆的。

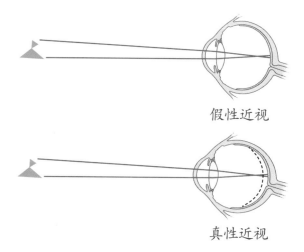

假性近视

真性近视

假性近视和真性近视（眼轴变长）示意图

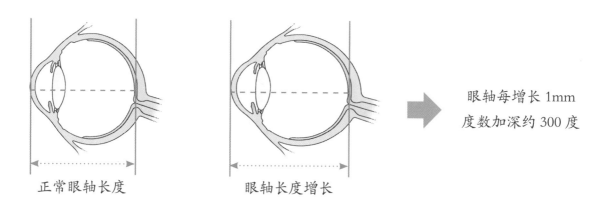

正常眼轴长度　　　　眼轴长度增长

眼轴每增长 1mm
度数加深约 300 度

真性近视是眼部发生了器质性的改变，也就是眼轴变长，所以无法通过纠正和治疗恢复正常视力。而假性近视由于人的眼轴还没有变长，此时在医生的指导下进行科学地纠正和治疗，同时注意用眼卫生，并养成良好的用眼习惯，是有可能恢复正常视力的。

如何科学区分真假近视

一般来说，正规医院眼科给孩子验光的方法是散瞳验光，而眼镜店常用的是电脑验光。事实上，散瞳散光才是判断真假近视的"金标准"。因此给孩子检查视力一定要去正规医院做散瞳验光，因为这两种验光方法的原理有很大的不同。

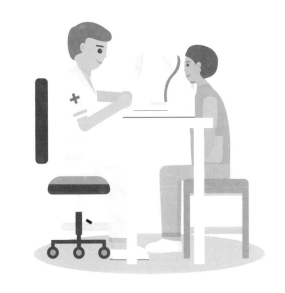

眼镜店验光通常使用电脑验光仪，但孩子眼睛的调节系统最大的特点是调节力强，且孩子眼部肌肉"马力大""动力足"，导致孩子的视力状况随时会发生变化。所以，孩子眼睛里的调节系统，常常会轻易地"欺骗"电脑验光仪和验光师，结果往往是不够准确的。

给假性近视的孩子佩戴近视眼镜，会增加孩子眼睛的负荷。戴了眼镜后，不仅不能控制近视，反而会"弄假成真"，丧失了近视防控的最后机会。这种给假性近视配的眼镜也可以称之为"有毒的眼镜"。

正规医院常用的办法是散瞳验光，其原理就是通过使用睫状肌麻痹剂，放松相关眼部肌肉，从而验出真实的近视数值。如果散瞳后视力有明显改善甚至恢复到正常,则说明有假性近视存在。

如果是真性近视，患者眼轴已经变长，即便散瞳后视力也不会有明显提高或恢复正常。

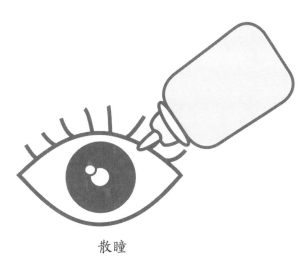

散瞳

使用散瞳剂以后，儿童视力的调节系统会被麻痹，这样验出的近视度数是相对准确的度数。由于孩子视力调节能力强，医学上通常会为年龄较小的儿童选用慢散瞳的方式，慢散瞳后视力恢复通常需要3周左右的时间。

怎样配一副合适的眼镜

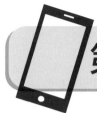

第一次配眼镜需要注意什么

我们都知道，如果发生真性近视了，就需要佩戴眼镜。一副合适的眼镜对我们来说是至关重要的，不合适的眼镜不仅会让人感觉不适，还有可能引起近视度数的加深。

　　一副好眼镜必须满足三个方面的要求：第一，眼镜的度数要准确；第二，眼镜的瞳距、光轴要准确；第三，所选的眼镜框架要稳固舒适。所以一副好的眼镜，镜片质量过关、度数准确和框架稳固舒适，三者缺一不可。

配眼镜不可不知的事

1　验光前先去正规医院进行系统的眼科检查。有时候视力下降并非由近视引起，也可能是其他眼部疾病所致。此外，一定要通过散瞳区分是真性近视还是假性近视。

2　初次配眼镜一定要认真试戴眼镜。如果试戴后出现头晕、恶心、看地面凹凸不平等情况时，可以适当降低度数。

3　购买眼镜后，保存好配制眼镜的加工单、发票、售后承诺等凭证，以便将来出现问题时能够维护自己的合法权益。

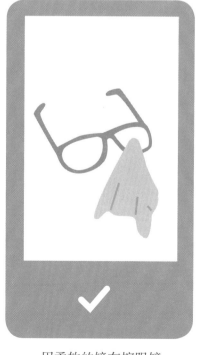

用柔软的镜布擦眼镜

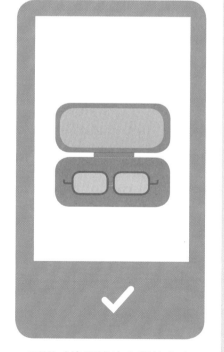

不用时将眼镜放入眼镜盒中

看得懂验光单，心里才踏实

当我们有配镜需求时，首先要做的就是验光。验光是检查光线射入眼球后的聚集情况，它以正视眼状态为标准，测出受检眼与正视眼间的聚散差异程度。一般验光单分为三大类：单纯近视/远视、近视＋散光/远视＋散光、其他（渐进多聚焦验光单、斜视、弱视）。

验光完成以后，很多人会发现医生开具的验光单"云里雾里"看不懂，心里总是不踏实。别着急，下面就来教大家如何看懂验光单。

验光单上的"暗语"

了解验光单上的"暗语"，不用医生来解读，你就能根据验光单，看出自己的视力存在什么问题。

在我们的验光单上：
R 或者 OD 代表右眼；
L 或者 OS 代表左眼；
"＋"号代表远视；
"－"号代表近视；
S 代表近视或远视的度数；
C 代表散光度数；
A 代表轴位，表示散光的方向；
PD 代表瞳距，也就是两眼瞳孔的距离。

R:			
S	C	A	R:右眼　L:左眼
-4.75	-1.50	10	S:球镜　C:柱镜　A:轴位
-4.72	-1.50	10	PD:瞳距
-4.75	-1.50	10	

右眼验光数据
近视 475 度，散光 150 度
散光的轴位为 10 度方向

L:			
S	C	A	
-1.80	-1.00	160	
-1.80	-1.00	160	
-1.75	-1.00	160	
PD	69		

左眼验光数据
近视 180 度，散光 100 度
散光的轴位为 160 度方向
瞳距：69 毫米

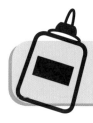

选镜片有大学问

镜片对于一副眼镜来说是重中之重，看似相同的镜片却有着很大的区别。然而每次去配眼镜时，父母和孩子们总是被镜片的材质搞得晕头转向，如何选镜片也成了难题。

目前市场上主要有光学玻璃镜片、普通树脂镜片、PC 镜片。这几种镜片分别有如下特点：

光学玻璃镜片：折射率稳定、耐磨性好、光学性能稳定，但是比较重且容易破裂。

普通树脂镜片：质轻、安全、透光率高、不容易破裂，但是表面易磨损。

PC 镜片：折射率高、牢固，但表面易磨损。

从安全角度来讲，儿童和青少年更适合安全、不易碎的树脂镜片。

镜片选择的误区

1 镜片不是越贵越好。选择镜片时要根据镜片材质的优劣、耐磨性、防紫外线功能、重量等因素综合考虑，眼镜片不是越贵越好，适合最重要。

2 镜片折射率不是越高越好。镜片折射率是由近视度数决定的，配镜时不需要追求高折射率。折射率过高，色散会过于明显，成像反而会模糊。

3 对于近视低于 200 度的人而言，选择球面和非球面镜片没有太大区别。但对于近视度数较高的人而言，非球面镜片比同等度数的球面镜片更轻薄、更清晰。

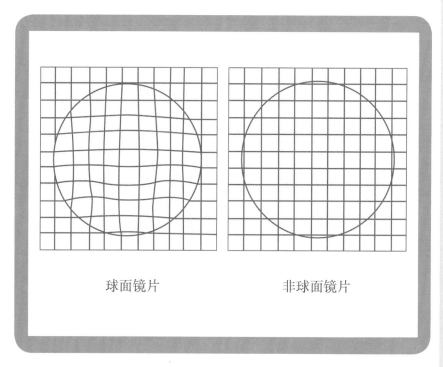

球面镜片　　　　　　非球面镜片

选镜框也要上心

很多人都想给自己选一副好镜片，但是却忽略了镜框的重要性。事实上，镜框的功能不仅仅是把镜片"框"起来这么简单，它对于视力保护和眼镜的舒适度起着非常重要的作用，长期佩戴不合适的眼镜框，也会对眼睛有一定的影响。

我们在选择镜框的时候不仅要按脸型选，关键还要结合具体配镜参数来综合考虑。有些孩子选镜框一味考虑美观，这是不可取的。

选择镜框要谨慎

1 大框眼镜要慎选。镜框太大，重量也会增加，不仅对鼻子来说是一种负担，还会频繁下滑，影响视野和清晰度，容易增加斜视发生的概率。

2 太小的镜框也不好。镜框太小，视野相对变小，而儿童和青少年的眼球活动范围很大，小镜框提供的视野是无法满足日常所需的。

3 无框眼镜要理性选择。因为无框眼镜缺少足够的稳定性，一旦螺丝松动没有得到及时处理，就会出现轴位偏移，影响佩戴舒适度。

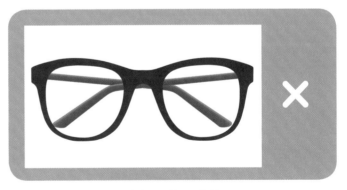

选择大框眼镜要谨慎

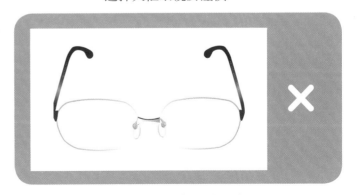

无框眼镜缺乏足够的稳固度

眼镜腿和鼻托有大讲究

眼镜腿挂在耳朵上，一方面可以保证镜框的稳定性，另一方面可以分担眼镜的整体重量。如果镜腿过短，就会出现眼镜框压在脸上的情况；如果镜腿过长，则会导致镜框戴不稳。这两种情况都会对眼镜的舒适度和矫正效果造成影响。

鼻托虽然是眼镜架上的一个小小的部件，但在一定程度上决定了眼镜的舒适度。在鼻托的支撑作用下，眼镜架才具有一定的空间形态。佩戴眼镜，一般要求镜片与眼球保持1.2厘米的距离，距离太近，睫毛会顶到镜片，导致视物模糊；距离太远，会降低眼镜的有效度数。

眼镜腿和鼻托这样选

给孩子选眼镜的时候应该特别注意眼镜腿和鼻托的选择。眼镜腿和鼻托选好了，才能确保眼镜保持在正确的位置上。

1　眼镜腿要柔韧、有弹性，能贴合孩子的耳朵。

2　最好选择带有防滑功能的镜腿和鼻托。

3　选择防过敏材质的眼镜腿和鼻托。

4　鼻托高度和眼镜腿长度要适合孩子。

摘戴眼镜时，双手应同时
握住镜腿，避免变形

角膜塑形镜到底有没有效果

对于已经患上近视的孩子，佩戴角膜塑形镜是一种新的矫正近视、控制近视发展的方法。它的用法很简单——睡觉的时候戴上，早上起床后摘掉，白天就可以拥有较好的裸眼视力。

角膜塑形镜（俗称"OK镜"）是一种具有特殊设计的隐形眼镜。研究发现，角膜塑形镜可以延缓眼轴增长速度，从而可以在一定程度上延缓近视的发展。但是如果佩戴不当，也会存在隐患，如角膜感染等。所以一定要严格验配、正确摘戴、定期复查。

角膜塑形镜适合哪些人戴

佩戴角膜塑形镜之前，需要检查孩子的角膜形状、眼压水平等，还要检查孩子是否有其他眼病。检查完成以后，还要给孩子进行角膜塑形镜的验配试戴，这些都确认没问题后，才可以给孩子佩戴角膜塑形镜。佩戴角膜塑形镜需要具备以下条件：

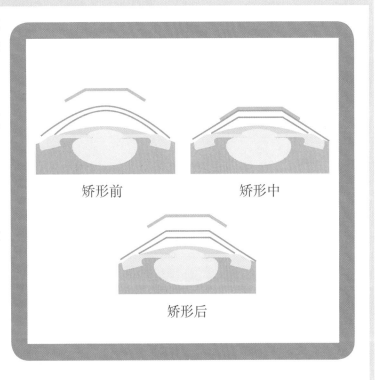

矫形前　　　　矫形中

矫形后

1 年龄在8周岁及以上。

2 近视度数不大于600度，散光度数不大于200度。

3 近视发展较快的儿童和青少年。

4 眼部没有器质性疾病，没有活动性炎症。

5 有良好的卫生习惯。

有些人说，眼镜一旦戴上可能一辈子都摘不下来了。其实这跟我们的心理有很大关系。戴眼镜能让我们看得清楚，从而让心里有一种安全感，一旦将眼镜摘下来心里就"没有底"了。其实眼睛的近视程度跟眼镜本身是没什么关系的。

谣言 戴了眼镜就摘不下来了，所以千万不要戴眼镜

关于眼镜的谣言

戴眼镜是近视的基本矫正方法，只要导致眼睛近视的因素还在，近视的度数就会持续加深，这与戴不戴眼镜并没有什么关系。研究发现，如果已经近视的未成年人没有遵医嘱及时戴眼镜，更容易导致眼睛疲劳，近视的度数反而会更容易加深。

谣言 坚持不戴眼镜，近视会得到改善

错！100 度以内，看近处的时候可以不戴，也就是读书写字的时候不戴，看远处时一定得戴；100 度以上不论看远看近，都需要戴。长期不戴眼镜，近视度数会很快加深。

谣言 眼镜上课戴就行了，下课就可以摘了

如果长时间戴隐形眼镜，角膜会处于一种缺氧状态，可能会引发很多与角膜相关的问题，对眼睛非常不利。另外，摘戴隐形眼镜对双手清洁卫生要求较高，一定要注意。建议儿童不要佩戴隐形眼镜。

谣言 孩子不喜欢戴眼镜，戴隐形眼镜更好

我们经常听到这样一句话：长期戴眼镜会使眼睛发生变形。事实上，眼睛变形这个"锅"，眼镜可不背。戴眼镜是因为近视或者远视等原因，这些因素本身会造成眼睛变形，而不是戴眼镜导致的眼睛变形。同样情况的一个人即使不戴眼镜，他的眼睛也会发生变形，不要再冤枉眼镜啦。

谣言 戴眼镜时间长了，眼睛会变形

其实，眼睛度数的加深主要还是和用眼习惯有关，和眼镜没有直接关系，但是科学戴眼镜的人会比不戴眼镜的人近视度数加深得慢。

谣言 戴眼镜，度数会越戴越深，不如不戴

有些人配眼镜时喜欢选择比实际的近视度数浅一些的镜片，这种做法并不科学。佩戴度数过浅的眼镜容易使眼睛疲劳，反而会引起度数加深。一定要到正规医院，听从医生的建议配一副适合自己的眼镜。

谣言 佩戴度数浅一些的眼镜，近视度数涨得慢

很多人认为配完眼镜就可以一劳永逸了，眼镜只要不坏，戴几年都没问题。其实，这种做法不正确！眼镜会在使用过程中受损，例如镜片有划痕、镜框变形等，继续使用这种眼镜对视力影响很不好。无论是成年人，还是孩子，都需要定期检查，及时更换眼镜。

谣言 配完眼镜就可以一劳永逸了

眼睛本身就是精细敏感的器官，稍有异样，就会觉得不舒服。特别是当新配的眼镜度数有所加深时,确实需要一段时间去适应。戴上眼镜头晕，可能由不同的问题引起，如果佩戴一段时间之后还有头晕的情况，就需要到医院仔细地检查一番，看看是什么原因引起的。

谣言 佩戴眼镜出现头晕，是眼镜度数配深了

现如今，网购是非常普遍的现象，很多人会选择在线下验光，然后在网上配眼镜。网上配眼镜确实很便宜，但是存在很多风险。我们佩戴眼镜必须有试戴的过程，网上配镜无法试戴，反复调换也比较麻烦。而且，眼镜在验配的过程中要求瞳距和散光轴位精确。在网上配眼镜，镜片和镜框质量也参差不齐，还可能会导致瞳距和散光轴位的偏差。

谣言 网上配眼镜和实体店配眼镜没有区别